EXTRAIT

DE L'UNION MÉDICALE (3e SÉRIE), ANNÉE 1883.

NOTE

SUR LE SIÈGE DES BACTÉRIES DANS LA VARIOLE

LA VACCINE ET L'ERYSIPÈLE

Communication faite à la Société médicale des hôpitaux,

DANS LA SÉANCE DU 10 AOÛT 1883,

PAR MM. CORNIL ET BABÈS.

La communication que nous avons l'honneur de faire à la Société porte sur des faits en partie connus; mais elle a tout au moins cet avantage de faire voir aux membres de la Société des préparations très démonstratives en ce qui touche la forme et le siège des microbes de la variole, de la vaccine et de l'érysipèle.

Variole. — Les préparations de la variole que nous avons étudiées ont été faites à l'aide de coupes perpendiculaires à la surface de la peau au niveau des pustules. Elles ont été colorées pendant vingt-quatre heures dans le violet de méthyl B de la fabrique de Bâle, déshydratées par l'alcool absolu et par l'essence de girofle, puis montées dans le baume. Tout à fait au début des altérations anatomiques du corps muqueux, alors que l'épiderme corné et que la partie superficielle du corps muqueux sont encore sains et en place, on constate, à la partie supérieure des prolongements épithéliaux qui séparent les papilles épaissies, de petits îlots arrondis de cellules épithéliales tuméfiées. Ces cellules contiennent une grande quantité d'éléidine; plus tard, on y trouve des cellules gonflées dont le noyau peu visible est entouré d'une vacuole. (Pl. II, fig. 1, *c".*)

Lorsqu'on examine une pustule bien formée, encore semi-transparente et recouverte par l'épiderme, sur une coupe perpendiculaire à sa surface, on trouve d'abord une couche d'épiderme corné, *c* (pl. II, fig. 2 et pl. I, fig. 1).

La partie superficielle c de ces cellules est peu colorée, tandis que la couche sous-jacente c', épaisse, se colore très fortement par les couleurs d'aniline. Au milieu de cette couche et au-dessous d'elle, on trouve des amas ou des rangées de cellules vésiculeuses c'' réduites à leur membrane à double contour, avec un noyau non coloré, granuleux. Elles rappellent la disposition des cellules végétales. Il existe une couche uniforme de grandes cellules m' située à la partie superficielle du corps muqueux et dont les noyaux se colorent bien.

Le corps muqueux de Malpighi est transformé en une grande quantité de petites cavités alvéolaires, dont les parois t (fig. 1, pl. II), plus ou moins épaisses, sont formées par des cellules épithéliales altérées, dont les noyaux sont difficiles à voir ou ont disparu.

Ces cavités renferment des cellules rondes migratrices a' (fig. 1), dont les noyaux sont généralement petits et souvent arborescents. (Voyez en d, fig. 4, pl. I.) Ces cellules, plus ou moins nombreuses, situées au milieu de cavités qu'elles ne remplissent pas, nagent dans un liquide qui présente quelquefois des filaments de fibrine; parfois ces cavités contiennent des cellules épithéliales libres qui y sont devenues sphériques, colloïdes ($c\,h$, fig. 1, pl. II), et qui possèdent plusieurs noyaux. Les micro-organismes de la variole sont logés dans ces cavités. A leur limite, on rencontre quelquefois des cellules épithéliales dont les noyaux montrent des étoiles et des fuseaux indiquant leur multiplication indirecte ($c\,m$, pl. II).

Sur les préparations doublement colorées, dans lesquelles le tissu est teinté en rouge, tandis que les micro-organismes sont colorés en bleu violet par le violet de méthyle, on voit très facilement la répartition des microbes. Nous avons représenté ces microbes dans la figure 2, planche I, dessinée à un grossissement de 500 diamètres, qui montre les couches superficielles d'une pustule bien formée. L'épiderme corné présente les couches dont nous avons parlé précédemment, c, la couche superficielle incolore, c', la couche fortement imprégnée des couleurs d'aniline et c'' les cellules épithéliales vésiculeuses à noyau granuleux mal coloré. Au-dessous de cet épiderme corné se trouvent les cellules du corps muqueux c''' avec leurs noyaux aplatis m'. A la partie inférieure de la figure, on voit les cavités dont le corps muqueux est creusé. Les micro-organismes b, b', extrêmement petits, sont libres dans les cavités, où ils sont placés à côté des cellules migratrices l, ou bien ils adhèrent à la paroi des travées qui cloisonnent le corps muqueux. Ces bactéries sont très petites, rondes, un peu inégales cependant comme volume, isolées ou réunies en petits amas. Elles sont surtout nombreuses dans toute la périphérie de la pustule. Ainsi, dans la figure 2, on les voit dans les cavités alvéolaires situées à la surface de la pustule, sous l'épiderme superficiel. Dans la figure 1, malgré le faible grossissement employé, on peut cependant reconnaître leur siège par la coloration plus foncée et le fin pointillé bleu que présente le contenu de certaines cavités alvéolaires du corps muqueux. Ainsi, c'est surtout en *b*, à la limite latérale de la pustule, et en *a*, dans toute sa partie superficielle, au-dessous de l'épiderme, qu'on rencontre les plus grandes masses de microbes; mais il en existe aussi dans toute l'épaisseur du corps muqueux et, en particulier, dans les prolongements épithéliaux situés entre les papilles *p*.

A la périphérie latérale de la pustule, à la droite de la figure 1, par exemple, les cellules du corps muqueux *c a* sont aplaties par compression et fortement colorées.

A côté des microbes colorés, on trouve dans les mêmes alvéoles une grande quantité de granulations fines, égales, mais qui ne se colorent pas par les couleurs d'aniline. Nous avons représenté ces granulations en *g* (fig. 2, pl. II). Il existe là, en outre, des grains irréguliers avec des prolongements beaucoup plus gros que les microbes qui se colorent très fortement par l'aniline et même par la méthode compliquée de Ehrlich. Nous les considérons comme des débris de noyaux (*l*, fig. 2). Ces mêmes petits éléments se rencontrent dans les papilles à la limite du corps muqueux.

Les microbes sont aussi nombreux par places au voisinage des papilles, à la base du corps muqueux de Malpighi, et ils sont logés là dans des cavités ou fentes allongées. On voit que ces fentes se continuent parfois dans les papilles elles-mêmes, en présentant une disposition radiée.

Les papilles sont toujours très altérées au niveau de la pustule; leur tissu est plus ou moins régulièrement infiltré de petites cellules rondes; elles sont modifiées dans leur forme, elles envoient dans le corps muqueux des prolongements allongés, irréguliers; dans ces prolongements et dans leur tissu, on observe parfois des traînées longitudinales de micro-organismes, qui siègent vraisemblablement dans les lymphatiques des papilles, et qui pénètrent de là entre les cellules du corps muqueux et dans les cavités aréolaires dont il est creusé.

Autour de la zone aréolaire du corps muqueux, les cellules normales de l'épiderme qui limitent cette zone sont très riches en éléidine, comme l'a montré M. Ranvier. Ces granulations d'éléidine sont dessinées en *e* (fig. 1, pl. II).

En résumé, dans les préparations que nous venons de décrire et qui peuvent être considérées comme typiques de la pustule de variole, les micro-organismes, sortant des vaisseaux des papilles, passent probablement de l'intérieur des papilles par l'intermédiaire des lymphatiques dans le corps muqueux, dans les cavités anormales qui remplacent cette couche de l'épiderme, et se tassent ensuite dans toute la périphérie de la pustule sous l'épiderme corné et à la limite du corps muqueux normal, en attendant que l'épiderme se détache, lorsque viendra la suppuration de la pustule. Beaucoup de ces faits ont été exposés par Weigert (*Anatom. Beitrage zur Lehre von den Pocken*. 1874).

Les pustules de la vaccine, telles que nous les avons étudiées sur des pustules cutanées de génisses vaccinifères de M. Chambon, montrent les mêmes lésions, les mêmes organismes semblablement disposés dans des cavités aréolaires du corps muqueux.

La figure 4 de la planche I représente, à 600 diamètres, une cavité alvéolaire creusée dans le corps muqueux, immédiatement au-dessous de l'épiderme corné, à la surface d'une pustule de vaccin de génisse. Les microorganismes *b* sont disposés dans cette cavité comme dans celles de la variole et ils ont sensiblement le même diamètre. Les cavités sont limitées par les cellules *m* du corps muqueux dont on voit en *n* les noyaux. Il existe là aussi des noyaux arborescents, fragmentés, déformés, *d*, appartenant à des cellules migratrices.

Au larynx, l'éruption variolique, quand elle est intense, s'accompagne de la production à la surface de la muqueuse d'une pseudo-membrane fibrineuse. Klebs et Eppinger ont bien décrit les lésions habituelles des cellules et la quantité de micrococcus qui siègent dans leur intérieur aussi bien que dans les membranes fibrineuses. Nous n'y reviendrons pas en détail. Nous voulons seulement montrer les préparations et les dessins d'un fait de ce genre dans lequel, au niveau d'une portion du larynx, les couches stratifiées de l'épithélium étaient en place. La figure 3 de la planche I est relative à ce fait. Elle représente une section de la surface du larynx au niveau de l'ouverture du conduit d'une glande en grappe. Cependant il existait souvent entre les cellules de revêtement épithélial quelques cellules migratrices *cm* (fig. 3, pl. I), et le tissu conjonctif du chorion muqueux en présentait aussi dans sa couche superficielle. La surface de l'épithélium était recouverte par une fausse membrane fibrineuse formée de travées hyalines rapprochées les unes des autres; dans toute cette fausse membrane, qui contenait un très petit nombre de cellules rondes, les microorganismes, *b* (fig. 3) étaient très nombreux. La couche de cellules épithéliales intermédiaires entre la pseudo-membrane et les couches plus profondes de l'épithélium montrait des cellules semblables à une cupule, *c* (fig. 3), ouvertes ou non à leur bord libre, transformées en de petites vésicules et contenant des micro-organismes colorés en bleu par le violet B. La substance de la cellule qui forme la paroi de la cupule est hyaline.

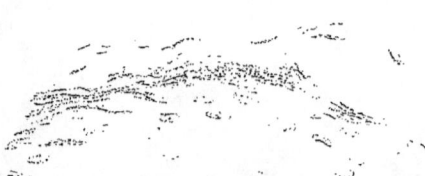

Fig.5

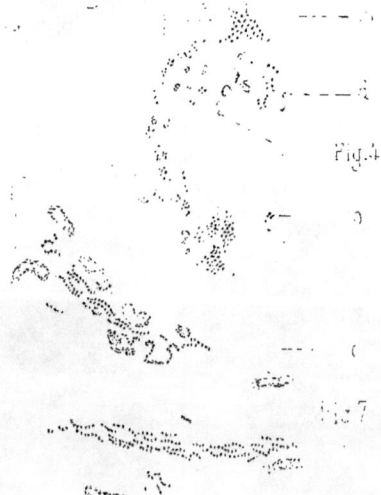

Fig.4

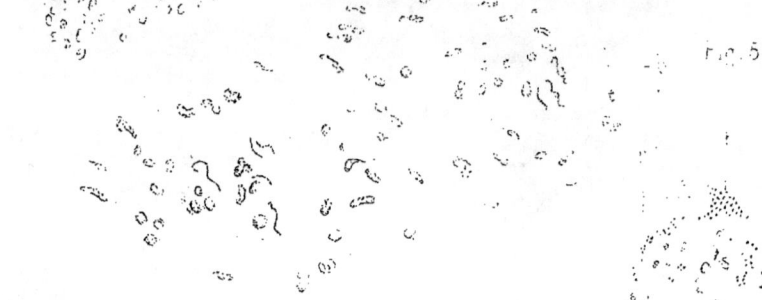

Fig.7

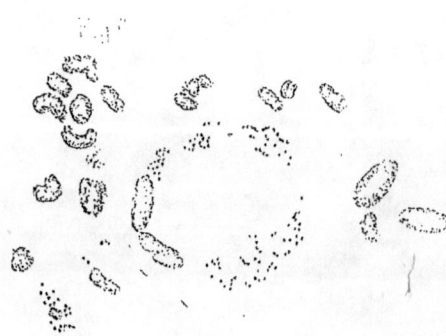

Fig.6

Pl. II.

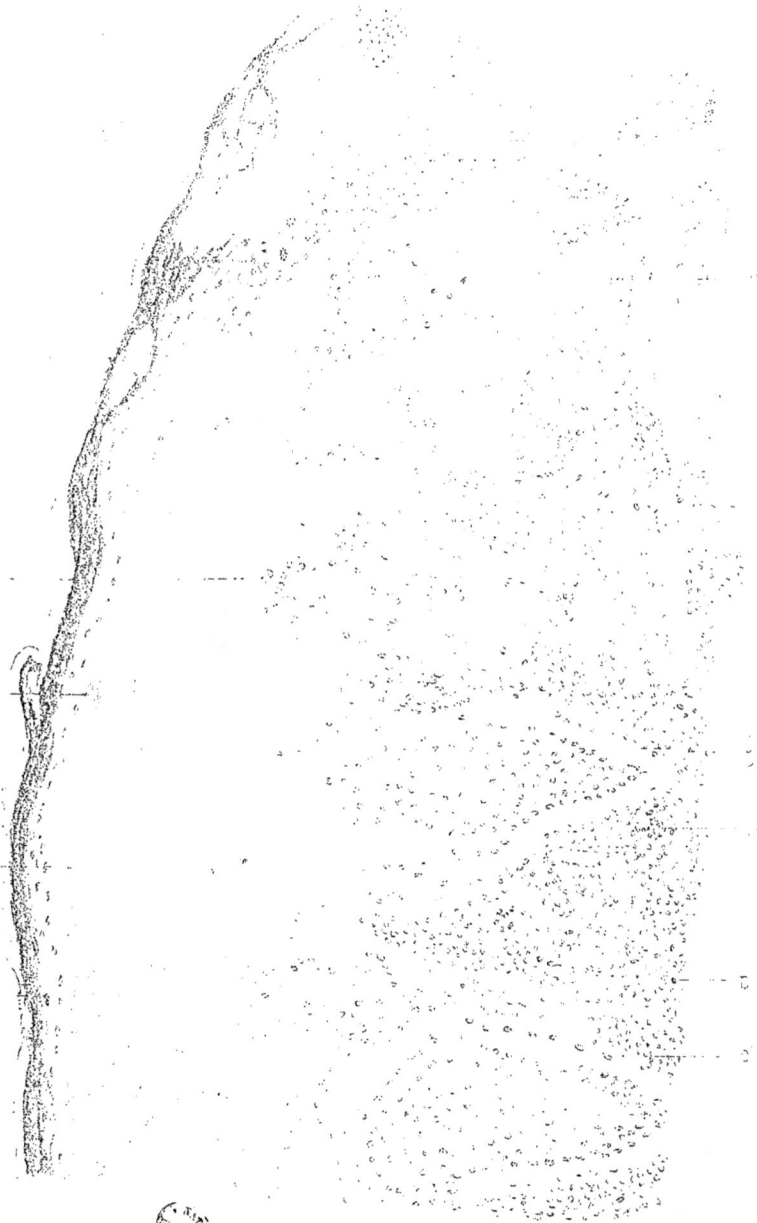

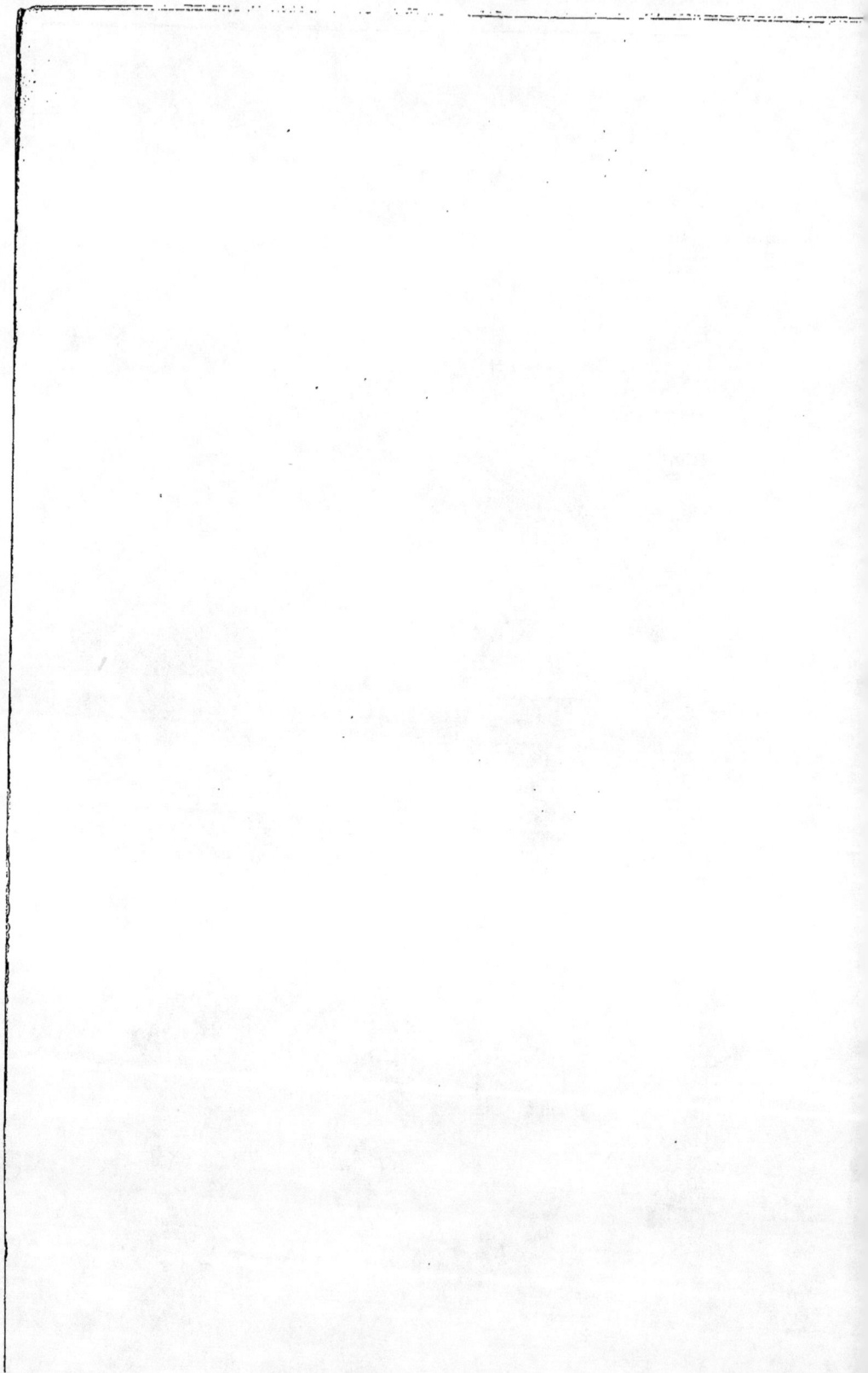

très colorée par la fuchsine en rouge violet ; les cellules ainsi altérées sont au contact les unes des autres, et leur substance se fond par places, de manière à former une couche uniforme. Il y a aussi des gouttes hyalines de cette substance cellulaire, *m* (fig. 3), qui siègent dans la fausse membrane.

Tel est le siège et tels sont les caractères physiques des microbes de la variole et de la vaccine. Leur étude est néanmoins encore fort incomplète, car on n'a pas réussi à les cultiver dans des liquides ou substances appropriées, ni à les faire vivre en dehors de l'organisme de l'homme et des animaux vaccinifères. Il est certain que la vaccination serait de beaucoup plus commode et sans aucun danger, si l'on parvenait à cultiver un microbe atténué de la variole ou le microbe de la vaccine dans des flacons de laboratoire. Ce serait là un grand progrès. Mais jusqu'ici les efforts tentés dans ce sens sont demeurés sans résultat.

Erysipèle. — La présence des bactéries dans le sang des plaques de l'érysipèle a été signalée par Hüter (1868), Lenepveu (1870), Lukomsky (1874), etc. L'étiologie de l'érysipèle a été complètement élucidée par M. Fehleisen qui l'a, comme on sait, inoculé avec succès à une série de malades. Cet auteur a très bien étudié le siège des microbes dans cette maladie. Nous avons voulu, de notre côté, vérifier ce qu'il avançait.

Sur les coupes d'un petit fragment de la peau du cuir chevelu enlevé à l'état frais, mis de suite dans l'alcool absolu, et colorées au violet de méthyle nous avons constaté le siège très précis des microbes.

Comme il s'agissait dans ce fait d'une poussée d'érysipèle ayant envahi depuis deux jours seulement le cuir chevelu, les modifications de l'épiderme et du derme étaient peu prononcées. Il n'y avait pas de lésion de l'épiderme ni de formation de bulles, comme cela a lieu si souvent, et l'infiltration du derme par des cellules migratrices était très restreinte. Les coupes du derme nous ont montré, sur les coupes transversales des troncs lymphatiques de la base des papilles (voyez pl. II, fig. 5, *v*), des cellules lymphatiques et des micrococcus en chaînettes très petits (*b*, fig. 5), consistant en des grains sphériques bout à bout. Ces micro-organismes étaient très colorés en bleu violet foncé par le violet B. Ainsi, sur une coupe d'un de ces troncs lymphatiques, on voyait quelques cellules endothéliales (*e*, fig. 5) en place, à leur surface interne ; dans la lumière incomplètement remplie, il y avait des cellules lymphatiques reliées par de la fibrine, et dans ce caillot plusieurs chaînettes de micrococcus composées de quatre à vingt de ces microbes tous égaux en diamètre. Ces chaînettes, quelquefois rectilignes, étaient plus souvent ondulées. Plus profondément, dans le derme, entre les faisceaux du tissu conjonctif, il y avait des fentes tapissées par des cellules endothéliales et contenant une quantité, parfois considérable par places, de petites chaînettes rectilignes ou sinueuses ou de micrococcus réunis deux par deux. La figure 7, planche I, représente les microbes réunis deux par deux ou en chapelets et siégeant dans les fentes situées entre les faisceaux du tissu conjonctif. Les chaînettes avaient, en général, une direction longitudinale relativement aux fentes lymphatiques. Dans le tissu cellulo-adipeux sous-dermique, nous avons rencontré aussi des microbes caractéristiques. Ainsi, dans certaines cellules adipeuses, ces microbes siégeaient tout autour du noyau et dans le protoplasma étalé à la surface de la gouttelette de graisse. La figure 6 offre, en $c\,g$, une cellule adipeuse où la graisse n'est pas visible parce que la préparation a été traitée par l'alcool absolu, l'essence de girofle et le baume de Canada. La surface de cette vésicule adipeuse montre une grande quantité de microbes b, isolés ou en chaînettes. Il en existe d'autres, b', situés entre les fibres du tissu conjonctif, à côté des cellules de ce tissu dont on voit les noyaux en n et n'. Il y avait aussi, dans ce fait, un exsudat grenu, formé de granulations albumineuses toutes de la même dimension, dans le tissu conjonctif interposé aux groupes de cellules adipeuses. Dans cet exsudat granuleux, nous avons vu aussi des micro-organismes disposés de la façon que nous venons d'indiquer. Ces masses grenues siégeaient aussi dans les vaisseaux sanguins.

Dans ce fait, dans la gaîne interne des follicules pileux et dans l'espace compris entre celle-ci et la racine du poil, il y avait une quantité considérable de micro-organismes qui se coloraient par le même procédé. Ces micro-organismes, composés de grains arrondis réunis deux par deux ou trois par trois, présentaient le même diamètre que ceux précédemment décrits, mais ils ne montraient pas des chaînettes aussi longues que dans les vaisseaux lymphatiques.

En résumé, l'inflammation érysipélateuse de la peau déterminée par le micro-organisme de l'érysipèle paraît être surtout consécutive à l'invasion de ces microbes dans les voies lymphatiques.

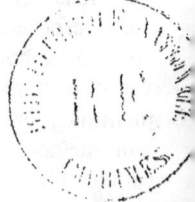

Paris. — Typographie ALCAN-LÉVY, 61, rue Lafayette.

www.ingramcontent.com/pod-product-compliance
Lightning Source LLC
Chambersburg PA
CBHW070217200326
41520CB00018B/5678